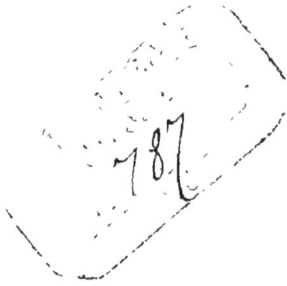

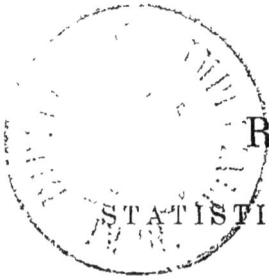

RECHERCHES

STATISTIQUES ET COMPARÉES

SUR LES

MORTS-NÉS DE LA VILLE DE BORDEAUX

1867

Bordeaux. — Imp. G. GOUNOUILHOU, rue Guiraude, 11.

RECHERCHES

STATISTIQUES ET COMPARÉES

SUR LES

MORTS-NÉS DE LA VILLE DE BORDEAUX

PAR LE Dʳ MARMISSE

L'usage a consacré l'expression de *mort-né* pour désigner un fœtus mort avant d'avoir vécu de la vie extra-utérine. Malgré l'étrangeté qu'il y a à dire qu'un *mort* est *né,* il serait assez difficile de faire accepter une dénomination plus régulière, tellement est tyrannique l'empire de l'usage, même dans le langage scientifique.

Après avoir étudié la mortalité générale de Bordeaux, nous en avons donné les *éphémérides mortuaires;* ensuite, nous en avons détaché les deux échelons extrêmes, les enfants et les vieillards. Nos recherches sur les morts-nés peuvent donc être considérées comme un complément de ces divers travaux.

Les statisticiens contemporains paraissent s'intéresser plus que leurs prédécesseurs à la question des morts-nés. Marc d'Espine lui donne un chapitre spécial dans sa *Statistique mortuaire comparée;* M. Legoyt en fait autant dans son récent ouvrage ayant pour titre : *De la prétendue dégérescence physique de la population française comparée aux autres populations européennes.* M. le Dʳ Jaussens, médecin de l'administration municipale de Bruxelles, n'oublie pas non plus les morts-nés, dans la publication trimestrielle qu'il fait sur la mortalité de cette capitale, sous les auspices de l'Académie de Médecine de Belgique. M. le Dr Deville, médecin de la préfecture de la Seine, inspecteur de la vérification des décès, a lu, il y a quelques années, à l'*Académie Impériale de Médecine,* deux Mémoires qui touchent à cette question. Dans l'un, il étudiait l'influence que doit exercer, dans l'accroissement du nombre des morts-nés pour la ville de Paris, l'usage abusif du seigle ergoté ; dans l'autre, il cherchait le rapport qu'il y a entre le nombre des morts-nés et celui des décès généraux. Nous devons à son obligeance la communication de ces deux travaux. M. le Dr Bergeron, membre de l'Académie de Médecine, consacre quelques pages aux morts-nés dans son rapport sur la *Statistique des décès* dans l'ancien troisième arrondissement de Paris, pendant la période quinquennale 1853-57.

Enfin, dans ces dernières années, des médecins vérificateurs de décès de la ville de Paris ont présenté à l'*Académie de Médecine* un Mémoire sur les morts-nés, Mémoire sur lequel un rapport a été fait et discuté.

La qualité des matériaux est d'une importance capitale en statistique. Il n'est donc pas inutile de faire connaître la manière dont se fait l'enquête des morts-nés dans notre ville. D'abord un bulletin est envoyé au bureau de l'état-civil pour chacun des morts-nés provenant d'un accouchement dans un hospice. Puis, pour les autres décès intra-utérins survenus en ville, c'est un médecin vérificateur qui va les constater à domicile, sur un avis préalable envoyé par la famille. Aucun de ces décès n'échappe à la vérification médicale, si le fœtus a dépassé le terme de quatre mois. La déclaration d'un décès intra-utérin de trois à quatre mois se fait rarement, à cause de la liberté où l'on est pour l'inhumation du fœtus. Dans sa constatation des morts-nés, le médecin vérificateur peut, s'il le veut, recueillir des renseignements très utiles à divers points de vue. M. le Dr Deville le prouve dans son opuscule, en parlant de la manière dont il a fait l'enquête.

L'enquête des morts-nés dans notre ville est donc tellement exacte, que très peu lui échappent; d'abord, parce qu'on ne peut en inhumer aucun sans un permis émané de la mairie; ensuite, parce que si quelqu'un se hasardait à inhumer clandestinement un fœtus ou à le faire disparaître n'importe comment, il s'exposerait à des investigations aussi minutieuses que persévérantes de la part de la police judiciaire, pour peu qu'elle fût mise sur les traces du fait.

Nous avons eu soin, comme la plupart des statisticiens cités plus haut, de défalquer du groupe des morts-nés les nouveaux-nés qui avaient vécu, mais que l'état-civil avait enregistrés comme morts-nés.

Marc-d'Espine, dans ses recherches spéciales pour Genève, met hors cadre les fœtus non viables, c'est à dire ceux qui sont morts avant six mois de vie intra-utérine.

Après ces considérations générales sur la valeur et sur la signification de nos matériaux, nous abordons leur examen analytique.

Pendant la période 1858-66, le bureau de l'état-civil de Bordeaux a délivré 2,881 bulletins d'inhumation, pour autant de fœtus morts avant d'avoir participé à la vie extra-utérine. Ils sont ainsi distribués :

Année 1858.........	305	morts-nés.
— 1859.........	307	—
— 1860.........	293	—
— 1861.........	304	—
— 1862.........	315	—
— 1863.........	322	—
— 1864.........	315	—
— 1865.........	347	—
— 1866.........	373	—
Total.....	2,881	morts-nés

Pour être complètement exact, nous sommes obligé de dire que, dans ces chiffres, nous n'avons pu tenir compte du petit nombre de morts-nés survenus dans une certaine partie de la banlieue, annexée depuis deux ans à Bordeaux, La Bastide, qui renferme 7,500 habitants environ, et dont la mortalité annuelle est de 156 à 160.

Age intra-utérin des morts-nés. — Le produit de la conception, pendant son évolution, peut mourir à une période plus ou moins avancée. Voici la distribution de notre groupe mortuaire, à ce point de vue de l'existence intra-utérine :

Entre 9 et 8 mois exclusivement,	1016 morts-nés :	638 m.,	381 f.		
— 8 et 7 —	265	—	153	112	
— 7 et 6 —	371	—	197	174	
— 6 et 5 —	305	—	166	139	
— 5 et 4 —	195	—	100	95	
Au-dessous de 4 mois,	89	—	56	33	
Groupe dont l'âge n'est pas fixé,	537	—	330	207	
Total.....	2881 m.-nés :	1740 m.,	1141 f		

Les 537 bulletins qui ne désignent pas l'âge, signalent 215 morts-nés sous la dénomination de fœtus, ce qui signifie non viables (au-dessous de 6 mois); 75 autres comme venus avant terme (probablement entre 8 et 6 mois). Les 247 qui restent doivent donc appartenir au groupe de 8 à 9 mois.

Sexe des morts-nés. — Il est un fait constaté par toutes les statistiques, c'est la prédominance du sexe masculin parmi les morts-nés. On voit que, dans notre groupe, cette prédominance est assez prononcée, 60 à 61 pour cent. Cette circonstance, difficile à interpréter, tend à faire croire que la vie d'un fœtus masculin a moins de chances favorables que celle d'un fœtus féminin. Dans notre travail sur la *mortalité des enfants,* nous avons trouvé que cette condition défavorable pour le sexe masculin, se poursuivait sensiblement dans les deux premières années de la vie.

État-civil des morts-nés. — La condition de mort-né ôte

à un fœtus, quelque avancé qu'il soit dans sa vie intra-utérine, tous les droits d'un état-civil. Relativement à l'enquête des morts-nés, fournie par l'Administration, nous signalerons un usage que nous avons déjà critiqué dans notre Mémoire sur la *mortalité des enfants*. Parmi les enfants qui succombent dans les premiers instants, et même dans les deux premiers jours de leur vie extra-utérine, il en est un certain nombre qui sont enregistrés comme morts-nés, parce qu'on n'a pas eu le temps ou la précaution de les présenter au bureau de l'état-civil. Ainsi, pour la période 1858-62, dans Bordeaux, près de 300 enfants sont morts dans ces conditions, et, par suite, faussement enregistrés comme morts-nés. Or, il est tout à fait incontestable que dans ce nombre il devait y en avoir qui étaient très viables au point de vue physiologique comme au point de vue légal, et qui, par suite, pouvaient jouir de droits civiques qu'ils pouvaient transmettre à des héritiers naturels.

Ne peut-il pas arriver d'un moment à l'autre que des procès surgissent, ayant pour origine cette suppression d'état-civil à l'égard d'un nouveau-né faussement enregistré comme mort-né? Si l'Administration municipale, inspirée par des raisons de légalité aussi bien que d'hygiène, envoyait à domicile des vérificateurs de naissance comme elle envoie des vérificateurs de décès, elle obvierait aux inconvénients que nous venons de signaler, tout en obéissant à des besoins hygiéniques bien évidents et depuis longtemps signalés. Cette question d'état-civil nous amène à parler de la légitimité et de l'illégitimité des morts-nés.

Notre groupe fournit 980 morts-nés illégitimes, ce qui fait 34 à 35 0/0. Nous signalerons encore ici les résultats de l'enquête de la police sur les morts-nés soustraits à l'inscription de l'état-civil, ou au moins à une inhumation convenable, en vue surtout du besoin du secret.

La police a découvert 56 fœtus soustraits à l'œil de l'Administration : 29 trouvés sur la voie publique, 15 dans la Garonne, 5 dans des fosses d'aisances, 3 dans le ruisseau du Peugue, qui traverse la ville dans un canal couvert, 3 dans un cimetière, 1 dans une église. Ces détails confirment ce que nous disions sur la sévérité avec laquelle l'enquête des morts-nés se fait dans notre ville.

Dans une étude médico-légale toute récente de M. Tardieu, sur l'infanticide, il est un passage consacré à faire connaître les différents lieux où la police judiciaire découvre habituellement les petits cadavres. Nous citerons ce passage, qui s'applique parfaitement aux fœtus et aux morts-nés :

« Tantôt c'est sur la voie publique, quelquefois au seuil d'une maison, sous une porte cochère, dans une allée, très fréquemment à l'intérieur d'une église, que le cadavre du nouveau-né est déposé. Pour ce dernier lieu, il peut arriver que l'enfant ait été abandonné vivant et ait péri par cet abandon. Mais ce n'est pas dans les endroits écartés que sont exposés les enfants que l'ont veut livrer vivants à la charité publique. Aussi, ceux qui ont péri de mort violente et qu'on cherche à faire disparaître se retrouvent surtout dans des lieux déserts, dans des chantiers, dans l'enceinte d'un enclos ou d'un cimetière, par dessus les murs desquels il n'est pas rare que les petits cadavres aient été jetés.

» D'autres fois, ils ont été jetés dans un égoût, dans un puits. Mais le cas le plus fréquent peut-être dans les grandes villes est celui où on les retire d'une fosse d'aisances.... Les petits cadavres sont souvent aussi jetés dans une rivière, un ruisseau, une mare, un étang, et à Paris dans le canal... D'autres fois, on les retrouve enfouis dans la terre, au fond d'un jardin, au coin d'un bois ou d'un champ, ou bien dans un tas de fumier... Pour ne rien omettre, il faut citer les cas où l'on trouve dans le foyer d'une cheminée ou dans un poêle les débris d'un cadavre que l'on a cherché à faire disparaître en le brûlant, etc. »

Rapport des morts-nés avec les décès généraux. — Le rapport des 2,881 morts-nés de la période 1858-66 à la masse des 36,081 décès généraux survenus dans la même période est de 7,98 0/0.

Marc d'Espine donne pour d'autres contrées les rapports suivants :

En Suisse....	morts-nés,	5,20	pour 100 décès généraux.	
En Hollande..	—	6,40	—	—
En Belgique..	—	5,50	—	—
En Bavière...	—	4,00	—	—
En Prusse....	—	5,50	—	—

M. le Dr Deville donne, pour la France entière, le rapport de 4,31.

Ces divers résultats ont pour caractère commun d'embrasser à la fois les villes et les campagnes. Voyons les résultats obtenus pour quelques grandes villes en particulier :

A Paris........	morts-nés,	12,30	pour 100 décès généraux.	
A Bruxelles..	—	6,62	—	—
A Genève....	—	5,20	—	—

Il faut remarquer que les décès généraux, ainsi que les morts-nés survenus dans les divers hospices de la capitale, n'entrent pas dans la statistique de M. Deville, et que pour le résultat de Genève, tous les mort-nés dont le terme est inférieur à 6 mois ne sont pas compris.

On voit une différence très-sensible dans ces divers rapports, suivant que l'on prend la statistique générale de tout une nation, ou celle d'une seule grande ville de la même nation. Si, pour la ville de Bordeaux, nous éliminions les morts-nés dont le terme est inférieur à 6 mois, nous aurions un résultat très comparable à celui de Genève. Notre chiffre ne serait plus que 1,902 au lieu de 2,881, ce qui donnerait

5,27 pour 100 décès généraux. Si M. Deville avait tenu compte des éléments venus des divers hospices, le rapport serait certainement très inférieur à 12,50.

Les mois les plus chargés en décès généraux sont-ils les plus chargés en décès intra-utérins?

L'ordre mensuel pour la mortalité générale et pour la mortalité intra-utérine est ainsi établi, en allant du maximum au minimum :

MORTALITÉ GÉNÉRALE.	MORTALITÉ INTRA-UTÉRINE.	
Août.	Février,	} ex-æquo.
Janvier.	Mars,	
Mars.	Décembre.	
Juillet.	Janvier,	} ex-æquo.
Février.	Avril,	
Septembre.	Août,	} ex-æquo.
Décembre.	Novembre,	
Novembre.	Mai,	} ex-æquo.
Avril.	Septembre,	
Mai.	Juin,	} ex-æquo.
Octobre.	Octobre,	
Juin.	Juillet.	

On voit que les deux mortalités ne marchent pas parallèlement ; par suite, les influences qui s'exercent sur l'une n'ont pas une action égale sur l'autre.

Rapport des morts-nés avec les naissances. — Nos 2,881 morts-nés, répondent à 39,574 naissances survenues pendant la même période ; ce qui donne le rapport de 7,28 0/0.

La distribution mensuelle des naissances donne des moyennes qui, en allant du maximum au minimum, établissent le tableau suivant : décembre, mai, janvier, juillet, août, novembre, avril, mars et février *ex-æquo,* octobre, juin et septembre *ex-æquo.* La différence qui sépare le mois de décembre du mois de septembre, qui occupent les deux points opposés, n'est pas très considérable, car la moyenne des naissances pour l'un est 379, et pour l'autre 343.

On voit que les mois les plus riches en naissances ne sont pas les plus chargés en décès intra-utérins.

Ce rapport des morts-nés aux naissances peut se dédoubler : rapport des morts-nés légitimes aux naissances légitimes, et des morts-nés illégitimes aux naissances illégitimes.

La part des naissances légitimes est de 28,819, et celle des morts-nés légitimes de 1,901 ; ce qui donne la proportion de 6,59.

La part des naissances illégitimes est de 10,745, et celle des morts-nés illégitimes de 980 ; ce qui donne la proportion de 9,12. On doit s'attendre, en effet, à ce que les grossesses illégitimes soient plus exposées que les autres à ne pas arriver heureusement à leur terme.

Les statisticiens ont attribué avec raison une grande importance au rapport des morts-nés avec les naissances. Ils y ont vu un moyen d'apprécier la vigueur constitutionnelle d'une population. M. Legoyt a trouvé les résultats suivants :

En France......... morts-nés, 4,21 pour 100 naissances.
En Belgique........ — 4,50 —
En Hollande........ — 5,06 —
En Prusse .... — 4,99 —
En Bavière .... — 3,18 —
En Saxe-Royale. ... — 4,50 —
En Suède.......... — 2,87 —
En Danemark ...... — 4,20 —
En Norwége ..... . — 3,86 —
En Suisse (3 États).. — 4,18 —

Reprenons les trois grandes villes, Paris, Genève et Bruxelles, comme nous l'avons fait plus haut :

A Paris........... morts-nés, 6,92 pour 100 naissances.
A Genève .... — 5,00 —
A Bruxelles........ — 5,58 —

Si, comme Marc d'Espine, nous ne tenions pas compte des

décès intra-utérins inférieurs à six mois de terme, nous aurions pour rapport 4,80, résultat très voisin de celui de Genève. Or, cette ville doit servir de type en fait de statistique mortuaire, à cause de la régularité qui préside à l'enquête.

L'influence des grandes villes sur les rapports qui lient les morts-nés aux décès et aux naissances est bien évidente. Plus les campagnes entrent comme élément dans la solution de pareils problèmes, plus le rapport est faible. Cela tient à deux causes ; d'abord l'enquête des morts-nés est moins exacte dans les campagnes ; puis les villes renferment diverses conditions qui prédisposent plus particulièrement aux couches malheureuses. M. le Dr Deville signale, dans le nombre de ces conditions fâcheuses, l'emploi abusif de l'ergot de seigle pendant l'accouchement. Nous regrettons de n'avoir point dirigé notre observation dans ce sens, pendant que nous réunissions nos matériaux.

Notre Mémoire sur la mortalité des enfants dans notre ville renferme un fait historique que nous croyons utile de reproduire ici.

La proportion des morts-nés aux naissances fut de 5,94 pour les cinq premiers mois de l'an iv, et de 4,94 pour la même période de l'an v. La moyenne fut donc 5,44. En admettant que probablement l'enquête des morts-nés n'était pas aussi exacte dans ces temps de troubles politiques que de nos jours, on voit qu'à Bordeaux le rapport des morts-nés aux naissances n'a guère varié pendant une période de 70 ans environ.

Rapport des morts-nés avec les mariages. — Outre les deux espèces de rapports que nous venons d'étudier, les morts-nés en ont avec les mariages.

Les décès intra-utérins peuvent être étudiés dans leur relation soit avec le nombre des mariages qui ont eu lieu pendant la période de l'enquête, soit avec celui des ménages productifs que renferme la population, c'est à dire avec les ménages où la femme n'a pas dépassé l'âge ordinaire de la fécondité.

Pendant la période 1858-66, il s'est fait à Bordeaux 14,162 mariages. 100 de ces mariages ont produit en morts-nés 13,84 (défalcation faite des morts-nés illégitimes). Voyons le cas où interviennent tous les ménages de la population dans lesquels la femme n'a pas dépassé 45 ans. Notre dernier recensement signale 26,849 femmes mariées n'ayant pas dépassé cet âge. Ainsi nos 228 décès intra-utérins légitimes annuels proviennent de ces femmes. Le rapport est de 8,49 pour cent.

Rapport des naissances et des mariages. — Nous venons d'étudier le rapport des conceptions malheureuses avec les mariages ; il nous est presque commandé, par les documents qui sont en nos mains et par la nature de notre travail, d'étudier le rapport des naissances avec ces mariages.

Au sein de l'Académie de Médecine, il a surgi dernièrement une question d'économie politique d'un haut intérêt. Où en est notre population pour son degré d'accroissement, et, par suite, quel est son degré de fécondité?

Pour répondre à cette demande, on a comparé les naissances aux mariages, aux séries mortuaires et aux séries vivantes. Nous profitons de cette circonstance pour apporter notre tribut d'observations au sujet de notre population.

Mettons en présence les naissances légitimes avec les mariages. On obtient 2,03 naissances pour 1 mariage ; en y joignant les morts-nés légitimes, le rapport des conceptions aux mariages serait de 2,17.

Voici le tableau donné par le Dʳ Broca, dans la discussion académique, pour la France entière :

De 1800 à 1810..... naissances, 4,02 pour 1 mariage.
 1811 à 1820..... — 3,70 —
 1821 à 1830..... — 3,65 —
 1831 à 1835..... — 3,47 —
 1836 à 1840..... — 3,25 —
 1841 à 1845..... — 3,21 —
 1846 à 1850..... — 3,17 —
 1851 à 1856..... — 3,22 —
 1856 à 1860..... — 3,16 —

On voit que la fécondité de la population bordelaise est très inférieure à celle de la population générale.

L'intervention de la population agricole doit très probablement apporter un élément avantageux. Cette question, comme on le sait, a soulevé une polémique très ardente où deux doctrines sont en présence : celle de la fécondité conjugale abandonnée à elle-même; et celle de la fécondité conjugale prudemment mesurée.

Nos 39,574 naissances de la période 1858-66 répondent à 36,081 décès généraux, c'est à dire que le vide fait par la mort au sein de notre population ne s'est comblé que par un excédant de 3,653 naissances, c'est à dire encore que chaque année l'excédant des arrivants sur les partants n'a été que de 406.

Documents médicaux. — Comme nous l'avons dit, l'enquête des morts-nés peut recueillir des documents médicaux d'une valeur incontestable, et ces documents sont d'une nature telle qu'il suffit, pour ainsi dire, d'une simple interrogation pour les avoir. 878 bulletins seulement mentionnent un détail médical. C'est peu, en face du mieux qui pourrait exister si les médecins vérificateurs tenaient à honneur de relever de plus en plus leur fonction officielle, en faisant autre chose que de constater tout simplement l'absence de vie dans un cadavre.

Voici comment se distribuent nos 878 bulletins.

165 mentionnent l'époque à laquelle remonte le décès intra-utérin :

```
16 décès de............  1 mois.
 8    —    ............ 21 jours.
 4    —    ............ 20  —
55    —    ............ 15  —
 2    —    ............ 12_  —
 8    —    ............ 10  —
 3    —    ............  9  —
34    —    ............  8  —
 2    —    ............  7  —
 6    —    ............  5  —
 7    —    ............  4  —
 3    —    ............  3  —
13    —    ............  2  —
 4    —    ............ jours non déterminés.
———
165
```

Il est tout à fait improbable que ces 165 décès intra-utérins, survenus avant le début de l'accouchement, soient les seuls parmi le groupe de 2,881.

Décès intra-utérins dus à la dystocie. — Un obstacle à l'accouchement provenant soit de la mère, soit du fœtus, est une cause très fréquente du décès intra-utérin. Le mot *dystocie* est ici pris dans un sens générique. Nos bulletins signalent 385 cas de dystocie, qui se divisent en séries suivantes :

```
Bassin mal conformé .....................  22 cas.
Présentation vicieuse non spécifiée.........  18  —
    —        podalique....................  30  —
    —        scapulo-humérale.............  13  —
    —        du siége................ ......  12  —
Volume anormal du fœtus.................  30  —
Accouchemᵗ laborieux, sans autre désignation.  63  —
Dystocie non spécifiée ...................  197  —
    avec 25 applications du forceps.
```

Causes extérieures du décès intra-utérin 109, avec les
détails suivants :

Chute de la mère	51 cas.
Émotion	26 —
Voyage eń chemin de fer	6 —
Secousse et fatigue	18 —
Violence sur la mère	5 —
— sur le fœtus	3 —

Maladies de la mère 70, avec les détails suivants :

Éclampsie	13 cas.
Hydropisie	8 —
Phthisie	5 —
Hémorrhagie	6 —
Variole	3 —
Bronchite	4 —
Péritonite	2 —
Vomissement	2 —
Maladie non désignée	25 —
Obésité	2 —

Maladies du fœtus 63, avec les détails suivants :

Vices de conformation	16 cas.
Syphilis	8 —
Maladie de l'œuf	11 —
Asphyxie du fœtus au passage, sans autre désignation	28 —

Grossesse multiple : 86.

Nous faisons suivre ce Mémoire des tableaux statistiques
suivants, très utiles à connaître pour étudier le mouvement
de la population bordelaise.

Distribution mensuelle des 2,881 morts-nés survenus dans la période 1858-1866

(9 Ans).

MOIS.	1858	1859	1860	1861	1862	1863	1864	1865	1866	Moyenne.
Janvier........	35	24	48	32	24	35	30	35	35	28
Février........	24	31	37	29	24	27	34	30	28	29
Mars..........	22	32	26	27	30	24	26	36	40	29
Avril	29	16	25	25	27	31	25	37	40	28
Mai...........	30	23	19	19	23	29	33	28	25	25
Juin..........	17	23	22	20	24	28	29	20	23	23
Juillet........	22	17	19	26	24	24	25	26	25	22
Août	22	24	25	28	29	25	23	35	37	27
Septembre	27	23	23	24	26	21	22	24	38	25
Octobre.......	26	31	29	24	24	22	19	18	23	23
Novembre.....	33	27	24	23	33	25	24	29	30	27
Décembre	24	36	26	27	33	34	25	32	29	29
TOTAL.........	305	307	293	304	315	322	315	347	373	320

Distribution mensuelle des naissances pendant la période 1858-1866

(9 ANS).

MOIS.	1858	1859	1860	1861	1862	1863	1864	1865	1866	Moyenne.
Janvier................	343	366	343	374	442	384	426	374	387	375
Février................	307	337	338	375	354	394	404	396	366	362
Mars.................	365	307	357	372	373	397	430	441	444	362
Avril................	302	352	370	400	395	347	308	384	443	366
Mai	346	388	348	371	368	383	390	440	421	377
Juin	284	317	334	330	344	348	365	380	385	343
Juillet................	351	373	366	385	354	400	386	349	387	372
Août..........	335	337	355	371	352	338	402	446	377	368
Septembre.............	340	319	345	350	323	354	391	358	344	343
Octobre	319	354	385	348	366	354	385	325	371	355
Novembre	345	354	336	348	362	378	394	374	388	367
Décembre	369	406	357	395	404	432	408	351	384	379
TOTAL............	3948	4240	4204	4419	4403	4446	4749	4558	4667	4382
Enfants naurels							4200	4171	4214	
Naissances doubles....							16	16	14	

Distribution mensuelle des mariages pendant la période 1858-1866
(9 Ans).

MOIS.	1858	1859	1860	1861	1862	1863	1864	1865	1866	Moyenne.
Janvier............. ...	122	144	144	164	125	146	139	143	148	134
Février	169	163	182	184	192	183	144	200	183	177
Mars..................	64	157	73	96	87	76	104	108	112	97
Avril.................	136	82	144	182	115	146	148	129	184	137
Mai..................	136	162	159	150	175	135	144	169	175	156
Juin	122	134	125	138	120	127	156	148	179	138
Juillet...............	136	108	112	136	137	130	124	160	127	130
Août.................	122	122	137	119	107	119	149	113	168	125
Septembre.....	120	140	123	141	131	133	147	166	139	134
Octobre	103	126	129	123	147	136	125	114	145	133
Novembre	148	1.3	120	123	127	128	129	140	148	126
Décembre...	92	70	93	99	84	85	95	99	116	94
Total	1447	1451	1473	1662	1547	1544	1547	1689	1824	1573

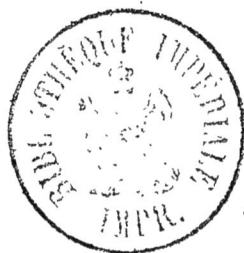

28

www.ingramcontent.com/pod-product-compliance
Lightning Source LLC
Chambersburg PA
CBHW050439210326
41520CB00019B/5990